AF312851

ESQUISSE

SUR

L'HYGIÈNE DENTAIRE.

IMPRIMERIE DE J. G. DENTU.

ESQUISSE

SUR

L'HYGIÈNE DENTAIRE,

OU

ANALYSE

DES MOYENS PROPRES A LA CONSERVATION
DES DENTS ET DES GENCIVES ;

SUIVIE DE QUELQUES MOTS SUR LES DENTS ARTIFICIELLES
ET LES OBTURATEURS.

PAR **L. E. DUBOIS**,

chirurgien-dentiste.

Importunus amor refugit te,
Quià turpant luridi dentes.
(HORACE, liv. IV, ode XII.)

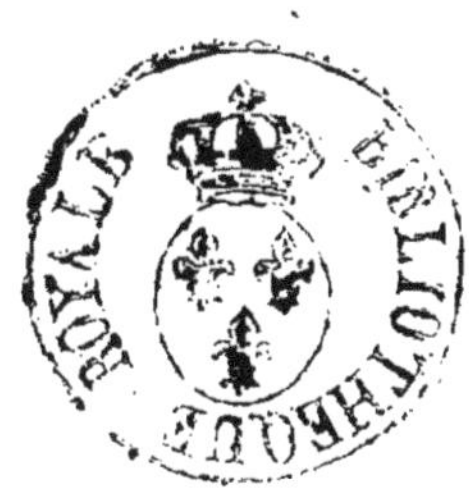

A PARIS,

CHEZ L'AUTEUR, RUE J. J. ROUSSEAU, N° 18;
ET CHEZ J. G. DENTU, IMPRIMEUR-LIBRAIRE,
rue des Petits-Augustins, n° 5.

AOUT MDCCCXXIII.

ESQUISSE

SUR

L'HYGIÈNE DENTAIRE.

Le bel arrangement et la régularité des dents donnent sans doute à la physionomie une grâce infinie ; sans doute alors la prononciation est distincte et facile ; mais c'est surtout sous le rapport de la santé qu'il est important de diriger vers la conservation des dents une attention toute spéciale.

Si, d'une part, aucun avantage physique ne peut être comparé à une bouche dont toutes les dimensions concordent entre elles, et qui, à la fraîcheur et aux gracieux contours des lèvres, joint l'inappréciable avantage d'une belle denture ;

Si, d'une autre part, l'irrégularité des

dents, la présence, sur ces organes, d'une couche épaisse et fétide de cette substance à laquelle on donne communément le nom de *tartre*, qui s'interposant entre les gencives et les dents, repousse les premières, déchausse les secondes, les rend vacillantes, et devient tôt ou tard cause de leur perte; de ce limon qui donne à l'haleine une odeur si repoussante, et dont l'accumulation enflamme les gencives, détermine leur engorgement, et quelquefois leur suppuration, irrite les glandes salivaires, qui versent alors dans la bouche une salive épaisse, visqueuse, gluante, laquelle, par son séjour dans cette cavité, est bientôt altérée, puis étant portée dans l'estomac, va irriter celui-ci par ses qualités délétères, se mêle aux produits des digestions, qui ne sont plus alors, pour les organes qu'ils doivent réparer, que des matériaux imparfaits de nutrition;

Si, en un mot, le vicieux arrangement des dents, l'altération et la perte de ces petits os si précieux, nuisent tant à l'expression de la physionomie, à la facilité de la prononciation , devenue quelquefois inintelligible, fatigante et pour l'auditeur et pour le narrateur ; si cette perte nuit tant à la mastication , ce premier acte digestif, si important, comment se fait-il que l'homme, naturellement attentif à se soustraire à l'influence des causes qui peuvent nuire à sa conservation , néglige si souvent, par un contraste singulier, ce qui y contribue d'une manière si évidente ?

A quoi doit-on attribuer une indifférence si blâmable ? Est-ce bien de l'indifférence ? N'est-ce pas l'effet de quelques préjugés tendant à faire croire que le ministère d'un dentiste est plus nuisible qu'avantageux, préjugés mal fondés, comme il nous sera facile de le prouver ? Ou enfin, est-ce le résultat de l'ignorance dans laquelle vit un grand nombre de personnes, touchant les avantages que l'on retire toujours des conseils d'un dentiste habile , et des prodiges qui peuvent résulter de l'application bien entendue des règles de la chirurgie buccale ?

Ces trois motifs peuvent, isolément ou

collectivement, s'opposer aux soins que l'on doit accorder à la bouche.

Efforçons nous donc de combattre l'indifférence, et le préjugé, et l'ignorance, ces trois ennemis d'une belle denture.

On voit souvent dans le monde des personnes qui affectent un superbe dédain pour les soins de propreté les plus indispensables; qui semblent ne pas s'aimer assez pour vouloir s'y assujettir, et tirent même vanité de cette sorte d'abnégation d'elles-mêmes.

Il devient certainement pour la société un être insupportable, celui qui prend de sa personne des soins trop minutieux; mais ne peut-on, sans tomber dans une conduite aussi ridicule pour un homme, se respecter assez pour entretenir tous ses organes dans leur état de santé naturel; et d'ailleurs, ne doit-on rien faire pour les personnes avec lesquelles on est obligé d'avoir des relations?

Pourquoi évitez-vous ce savant dont la conversation est si instructive et l'esprit si fécond? C'est que chez lui cette coupable indifférence a permis l'accumulation de ce limon jaunâtre qui communique à son haleine une odeur si repoussante; c'est que cette même indifférence, en déterminant la destruction d'une partie de ses dents, a ravi à la salive la digue qui lui était opposée, et que celle-ci s'échappant par jets continuels, vous forcerait à vous retirer à une distance respectueuse, si une sorte de pudeur ne vous retenait près de lui. C'est pour vous soustraire à une semblable torture que vous êtes obligé d'éviter l'homme dont la conversation se trouve le plus en rapport avec vos goûts... Coupable indifférence (1)!

____

(1) Une observation tout à fait digne de remarque, c'est que les personnes dont la bouche est en si mauvais état et l'haleine si repoussante, ne s'aperçoivent pas de ces graves inconvéniens. Comment se fait-il que leur odorat les trompe à ce point? Mais si ce sens les abuse, qu'ils consultent leur miroir; plus fidèle peut-être, leur vue, en les instruisant du désordre de leur bouche, leur dira que les dents antérieures ne peuvent manquer; qu'une grande quantité de tartre ne peut-être accumulée; que les dents ne peuvent être gâtées, les

Ovide a proposé comme un remède contre l'amour, de faire rire la jeune fille mal dentée; mais ne semble-t-il pas que l'art soit impuissant, à voir l'indifférence que quelques jeunes personnes apportent aux soins de leur bouche, et avec laquelle elles fournissent contre elles des armes aussi redoutables ?

La proposition d'Ovide devrait-elle jamais trouver son application? Cette négligence nous paraît si coupable, que nous nous plaisons à croire que d'injustes préjugés, ou la crainte des douleurs qu'elles croient inséparables des opérations, les ont seuls écartées du dentiste, et leur a fait oublier cette pensée de Rousseau : « Il n'est pas de vilaines femmes avec de belles dents. »

Non moins coupables de leur indifférence sont ces mères de famille qui croient pouvoir se soustraire aux soins que l'on doit accorder à la bouche, « parce que, disent-« elles, cela était bon quand elles étaient

____

gencives molles, fongueuses, sans que les incommodités dont nous venons de parler existent.

(7)

« jeunes; mais qu'étant mariées, elles n'ont
« plus besoin de chercher à plaire. » De-
vraient-elles donc oublier qu'elles sont ap-
pelées à faire le charme et de leur inté-
rieur et des sociétés, dont elles sont toujours la plus belle parure, et qu'elles ne
peuvent, sans être coupables, rien négli-
ger pour parvenir à ce but, sans compter
que leur intérêt personnel devrait les porter
à prendre ce soin? D'ailleurs, si elles ont
des enfans, ne doivent-elles pas leur servir
de modèle, et craindre que leur insouciance
ne soit pour eux un dangereux exemple?

C'est surtout à l'époque de la seconde
dentition que les parens devraient, avec
une attention scrupuleuse, faire visiter
souvent la bouche de leurs enfans. Cependant il en est un grand nombre qui négli-
gent complètement ces soins; que de re-
grets ils préparent aux objets de leur trop
coupable insouciance! Combien de fois
n'avons-nous pas vu ceux-ci déplorer vivement, et avec une douleur profondément
sentie, les effets d'une indifférence aussi
blâmable!

Au nombre des plus grands ennemis d'une belle denture et de la conservation d'organes si précieux, il faut placer, en première ligne, une foule d'injustes préjugés.

Nous avons souvent entendu dire dans le monde que les opérations de la chirurgie dentaire étaient dangereuses.

Telle personne prétend que nettoyer les dents doit les rendre mobiles, en altérer l'émail ; que les séparer, les égaliser, les diminuer de longueur, ainsi que les plomber, ne pouvaient avoir pour effet que d'en accélérer la perte (1).

------

(1) Nous pouvons nous donner comme exemple contre cette assertion. Nos deux incisives centrales de la mâchoire supérieure offraient une longueur démesurée ; leur trop grande largeur les avait forcées de se placer de manière à offrir en avant le bord latéral externe de chacune, tandis que leurs bords opposés étaient tournés du côté de la langue. Nous diminuâmes d'abord leur longueur d'au moins une ligne, puis nous les séparâmes largement ; et à l'aide de fils d'or et d'une petite plaque de même métal, nous les ramenâmes dans leur cercle naturel, sans que cela ait en rien nui à leur solidité.

(9)

Telle autre nous a dit que ses dents n'a-
vaient jamais été plus sensibles, que depuis
qu'elles avaient été nettoyées.

Celle-ci veut que ce soit aller contre le
vœu de la nature, que de vouloir redresser
des dents mal rangées.

Mais à de telles erreurs il suffit d'opposer l'expérience, et mille bouches d'ailleurs pourront attester que des dents plom-
bées, limées ou burinées à propos, se sont
conservées quinze ou vingt ans et plus, surtout quand on a eu recours au dentiste à une
époque où la maladie était peu avancée.

Quelle erreur est celle des personnes qui
appréhendent que les instrumens dont on
fait usage pour nettoyer les dents puissent
enlever leur émail, lorsque le burin poussé
avec force, ne peut presque pas y faire
d'impression, et que la meilleure lime a
peine à en entamer la substance !

On objectera que certaines personnes,
après s'être fait nettoyer, limer ou plomber
des dents, souffraient plus qu'avant l'opération ; à cela nous répondrons que ce n'est
point l'opération qu'il en faut accuser, mais

bien l'indifférence si blâmable d'un trop grand nombre de personnes, qui ne courent chez le dentiste que quand elles y sont forcées par la douleur, et le plus souvent quand la maladie est au-dessus des ressources de l'art. Un bien plus petit nombre y est conduit par le seul désir de prévenir cette même douleur.

Est-il besoin de faire remarquer combien est fausse la conséquence que tirent certaines personnes pour s'abstenir d'aller chez un dentiste, en disant que tel ou tel autre, qui n'a jamais eu recours au dentiste, a conservé toutes, ou presque toutes ses dents jusqu'à un âge très-avancé, tandis que tels autres, qui ont constamment requis ses soins, les ont toutes perdues étant encore très-jeunes? Hé bien! qu'est-ce que cela prouve, sinon que les premiers ont été favorisés par la nature, qui les a pourvus d'une bonne denture, tandis que les seconds ont presque toujours éprouvé, pendant la seconde dentition, une maladie grave, ou bien sont d'une mauvaise constitution, d'une santé souvent altérée.

(11)

Non, sans doute, les opérations du dentiste ne sauraient être nuisibles aux organes qu'il se propose de conserver, et les personnes qui voudront éviter d'être victimes d'une indifférence trop coupable, ou de préjugés non fondés, devront faire visiter leur bouche une ou deux fois par an; nous pouvons leur garantir l'innocuité des opérations, et présager que leurs dents pourront être conservées jusqu'à un âge très-avancé.

Il est d'une importance extrême d'éclairer sur leurs vrais intérêts ceux que l'ignorance dans laquelle ils sont touchant les ressources de l'art, a seule éloignés du dentiste.

En effet, une infinité de personnes ignorent complètement les nombreuses ressources que possède l'art pour favoriser l'arrangement des dents lors de leur sortie; pour remédier à leurs déviations; les conserver pendant un laps de temps fort long, lorsque déjà elles ont été frappées par la carie, leur ennemie mortelle; et enfin lorsque quelque accident, une maladie ou l'âge en ont été la cause, pour subvenir à leur perte, ainsi qu'aux ouvertures contre nature de la voûte palatine, ou du voile du palais.

Combien de personnes voient avec peine leurs dents dévorées par la carie, sans savoir qu'une légère opération pourrait les leur conserver encore un grand nombre d'années !

N'avons-nous pas vu la tendre mère déplorer vivement le vicieux arrangement des dents de sa fille chérie, et ignorer longtemps que l'art possédait des moyens propres à remédier à ces déviations des dents, qui changent si désagréablement l'expression de la physionomie ?

Bien souvent nous avons vu regretter la perte d'une dent comme une chose irréparable. Un des avocats les plus distingués du barreau, nous exprimait récemment le chagrin que lui causait la perte de plusieurs dents antérieures. Sa prononciation était, nous disait-il, on ne peut pas plus difficile, on ne peut pas plus fatigante, et l'état dans lequel se trouvait sa bouche lui faisait bien craindre que l'art ne fût pour lui impuissant. Nous le surprîmes bien agréablement, en lui dévoilant toutes les ressources de la chirurgie buccale, et en lui promettant de réparer ces désordres, de telle manière qu'il aurait lieu d'en être étonné.

Ce qui suit donnera à tous la juste mesure de ce que peut l'art exploité par une main habile.

Il n'est point d'opérations dont le succès suive aussi immédiatement l'exécution, que dans celles dont s'occupe la chirurgie buccale, quand le dentiste est adroit, patient, ingénieux. En effet, se propose-t-on d'affranchir les dents de ces corps étrangers qui s'attachent à leur surface et les souillent de leur présence, il ne faut que le temps d'opérer pour leur rendre, comme par enchantement, la blancheur et l'éclat qu'elles avaient perdus. A-t-on pour but de les limer, pour les défendre contre les progrès ultérieurs de la carie, ou pour les diminuer de longueur, les égaliser, les séparer, afin de leur donner un aspect plus gracieux ; l'opération achevée, elles paraissent avoir été remplacées par des dents beaucoup plus jolies. Les dents sont-elles irrégulièrement disposées, et par-là les grâces de la physionomie en sont-elles considérablement diminuées; recourez à un dentiste habile, confiez-vous à lui, bientôt des prodiges naîtront sous sa main, bientôt l'harmonie et la grâce viendront orner une bouche qu'elles paraissaient avoir fui pour toujours. Quel court espace de temps il faut pour cautériser, plomber ou extraire une dent, et par-là soustraire à la douleur des personnes qu'elle accablait. Enfin l'âge ou quelque accident vous a-t-il privé de quelques dents ; l'art, surtout sous ce rapport, a fait des progrès si grands, qu'il semble être rival de la nature elle-même.

Mais examinons d'une manière succincte les circonstances dans lesquelles on devra avoir recours aux diverses opérations qui ont pour but soit de diriger la sortie des dents, soit de corriger les déviations qu'elles présentent, soit de remédier à leurs diverses affections, et enfin de réparer la perte d'organes si précieux.

A peine l'homme a-t-il commencé à respirer, que déjà les secours d'un dentiste peuvent lui être nécessaires pour une opération qui est rarement employée, la nature se suffisant presque toujours, mais à laquelle on est obligé de recourir, quand cette bonne mère est contrariée dans sa marche; nous voulons parler de l'incision et de l'excision des gencives, pour favoriser la sortie d'une dent de lait.

Les avantages de cette opération ne sauraient être contestés, et les succès dont elle est suivie doivent faire taire les clameurs du vulgaire, et la sensibilité mal entendue des parens qui s'opposent quelquefois à cette opération si bienfaisante, comme nous venons d'avoir encore l'occasion de nous en convaincre. L'observation suivante en donnera la preuve.

Un enfant âgé de vingt mois, d'une constitution robuste, d'une grande force musculaire pour son âge, d'une irritabilité excessive, et auquel il était déjà sorti les huit incisives, les premières petites molaires et les canines de la mâchoire inférieure (ces différentes éruptions avaient été accompagnées d'accidens plus ou moins graves), après plusieurs jours de cris, d'inappétence, d'insomnie, de douleurs aux gencives, fut pris de mouvemens convulsifs durant quelques minutes, puis disparaissant pour reparaître de nouveau. Le médecin de la maison, après avoir inutilement employé les sangsues aux angles des mâchoires, les lavemens émolliens, les bains tièdes et les boissons mucilagineuses, inspecta sa bouche. L'état de celle-ci lui fit penser que les accidens pouvaient être l'effet de la dentition. Il nous fit appeler; nous visitâmes ensemble la bouche du petit malade, qui était dans l'état suivant : Les gencives des deux mâchoires, aux endroits correspondans aux quatre secondes molaires, étaient d'un rouge violet, tendues, considérablement tuméfiées, surtout sur les côtés; elles paraissaient soulevées par les pointes qu'offrent les molaires, à la face supérieure de leur couronne; elles étaient extrêmement douloureuses au toucher. Du côté labial de la seconde molaire inférieure gauche, la gencive offrait un point où la fluctuation était manifeste. A la mâchoire supérieure, on apercevait les pointes des deux canines. Les glandes de la mâchoire étaient considérablement engorgées. Une assez grande quantité de salive s'échappait de la bouche. La face était rouge, tendue; le pouls dur, extrêmement fréquent (cent quarante pulsations par minute); la peau était chaude et sèche; le ventre était souple, et non douloureux à la pression. Jugeant, par l'inspection de la bouche, que ces symptômes alarmans étaient l'effet de la sortie presque simultanée des quatre dernières molaires et des deux canines inférieures, et surtout celui des douleurs excessives que déterminait la pression de dedans en dehors, exercée par les molaires sur les gencives, qui étaient extrêmement tuméfiées, surtout à la mâchoire inférieure, nous proposâmes l'excision des portions de gencives recouvrant les secondes molaires de la mâchoire inférieure. Après avoir combattu l'éloignement que la mère de l'enfant paraissait avoir pour cette opération, nous

la pratiquâmes à l'aide d'un bistouri à lame
étroite et longue, et coupant à son extré-
mité, seulement dans l'étendue de six li-
gnes. Un aide fixa les mâchoires et les tint
ouvertes ; nous fîmes deux incisions semi-
circulaires, et nous enlevâmes les portions
de gencives correspondant à la couronne
des deux secondes molaires inférieures,
couronnes qui parurent alors à découvert.
Une assez grande quantité de sang s'écoula.
Des bains de pied, des lavemens émolliens
furent de nouveau employés. Un pinceau
imbibé d'huile d'amandes douces fut fréquemment promené sur toute la longueur
des arcades alvéolaires ; l'enfant fut placé
dans un bain tiède. Huit heures après l'o-
pération, les symptômes généraux sont à
peu près les mêmes, mais les mouvemens
convulsifs ont disparu presque immédiatement après l'opération. Pendant la nuit,
les cris ont cessé, l'enfant a eu quatre
heures d'un sommeil non interrompu. Le
lendemain matin, la peau est moins chaude,
la face est moins rouge ; l'enfant est dans
un état de calme parfait ; le pouls est tou-

jours dur, un peu moins fréquent (cent vingt-cinq pulsations). Le troisième jour, les gencives correspondant aux molaires non sorties de la mâchoire supérieure, paraissent plus tendues et plus saillantes; l'enfant y porte constamment les doigts. *(On lui fait sucer une racine de réglisse. Bain tiède, eau d'orge miellée, bain de pied sinapisé.)* La nuit est moins tranquille que la précédente; l'enfant est agité; il pleure; insomnie complète. Le quatrième jour, au matin, tous les symptômes ont reparu, à part les mouvemens convulsifs. Les gencives des molaires supérieures non sorties sont beaucoup plus gonflées, plus tendues, plus douloureuses que la veille. *(Deux sangsues de chaque côté aux angles de la mâchoire. On laisse saigner les piqûres pendant une heure, on les recouvre avec un cataplasme de farine de graine de lin et de décoction de pavot.)* Peu d'amélioration; à quatre heures du soir, nouveaux mouvemens convulsifs, assez fréquemment répétés; cris perçans. La bouche est remplie de salive; la face est

très-rouge; les gencives des secondes molaires supérieures sont excessivement douloureuses au toucher. Fondé sur le *bien
être* qui avait suivi la première opération,
nous proposons l'excision de ces gencives;
elle est pratiquée de la même manière. Une
quantité de sang assez notable s'écoule; les
pointes qui garnissent la partie libre des
couronnes sont mises à découvert. Peu de
temps après, cessation des mouvemens
convulsifs, diminution de tous les autres
symptômes. La nuit est tranquille. Le lendemain, rémission graduée de tous les
symptômes, retour à la santé. Pendant le
temps que durèrent ces accidens, les canines de la mâchoire supérieure, qui étaient
à peine visibles, le devinrent bien davan-
tage.

Chez l'adulte, on est souvent obligé de
recourir aussi à l'excision de la gencive qui
recouvre la dent tardive.

Presque toujours les dents de lait, après
leur sortie, se trouvent symétriquement
rangées sur les arcades alvéolaires; mais il
n'en est point ainsi de la seconde dentition.

La largeur beaucoup plus grande des dents dites *de sept ans*, n'étant point toujours en rapport avec le développement des mâchoires, les dents sont obligées, faute d'espace, de se présenter par leurs bords latéraux ; d'autres fois, la persistance des dents de lait s'oppose à leur sortie verticale, et les force à dévier en avant ou en arrière. Dans ce dernier cas, il faut *faire opérer l'évulsion des dents de lait qui s'opposent à la libre sortie des dents de remplacement.*

Quand l'extraction faite à temps n'a pas suffi pour procurer aux dents de remplacement assez d'espace, il faut faire sacrifier une ou deux dents de remplacement à chaque mâchoire ; mais on ne doit faire pratiquer cette opération que quand on suppose que les mâchoires ne sont plus capables d'accroissement. Cette opération est toujours suivie d'un plein succès.

Enfin, lorsque chez un adulte les dents sont mal rangées, l'art possède une foule de moyens pour corriger ces imperfections de la nature : telles sont les limes, à l'aide desquelles on diminue leur largeur, les ligations en soie ou en or, les petites plaques métalliques, les plans inclinés. Ces derniers sont encore fréquemment employés pour corriger, chez les enfans, ce vice de conformation auquel on a donné le nom de *menton de galoche*. Toutes ces opérations, nous pouvons l'affirmer, sont toujours couronnées d'un plein succès. Donner une régularité parfaite à des dents qui étaient, les unes en avant, les autres en arrière, celles-ci présentant leur face latérale, celles-là offrant une longueur démesurée, est un prodige que l'art est habitué à faire naître, et dont mille jolies bouches, grâces à ses efforts, pourront attester l'efficacité.

Toutes ces opérations sont d'une grande importance ; car les dents qui sont mal rangées gênent la prononciation et la mastication ; elles ne sont point aussi solides, attendu que souvent les racines sont hors de leurs alvéoles. Les dents mal rangées ne forment plus cet ensemble, qui résulte de la régularité d'un beau ratelier, où l'on voit

les mâchoires s'emboîter d'un manière convenable, circonstance très-importante pour
leur conservation.

Mais pour conserver les dents, il faut se
livrer à quelques soins journaliers que nous
allons exposer.

Les jeunes gens doivent de bonne heure
contracter l'habitude de se laver la bouche
tous les matins ; cette habitude une fois
prise, il sera difficile de s'en abstenir ; les
mêmes lotions devront être faites après les
repas, afin de rafraîchir la bouche. Il faut
aussi, après ceux-là, ne point omettre
l'emploi du cure-dent, qui doit être de
plume ou d'un bois odorant, et jamais de
métal. Pour les lotions, l'eau pure suffit
quelquefois ; mais il vaut encore mieux y
ajouter quelques gouttes d'une eau spiritueuse aromatisée, bien préparée, et dont
l'avantage est de raffermir le tissu des gencives, de donner à la bouche de la fraîcheur, et de rendre l'haleine agréable (1).

---

(1) Nous avions composé, pour notre usage particu-
lier, une eau spiritueuse dont nous ne croyions pas de-
voir faire un objet de spéculation ; mais de fréquentes

Les personnes dont les dents se salissent
facilement, devront faire usage, une ou

---

sollicitations nous ont fait changer d'avis. Les félici-
tations qu'elle nous attire journellement nous engagent
à indiquer ici ses propriétés.

L'eau philostomique (ou amie de la bouche) s'emploie
avec avantage contre les aphtes, ou petites excoriations
si fréquentes à la bouche. Son usage est très-favorable
dans les affections dés gencives, quand celles-ci sont
engorgées, molles, livides, ulcérées, facilement saignantes; elle raffermit les dents, quand leur mobilité
tient à ce que les parties environnantes ont perdu leur
tonicité; ralentit les progrès de la carie; rend l'haleine
douce et la bouche fraîche. Pour s'en servir, on en
verse quelques gouttes dans un demi verre d'eau, jusqu'à ce que celle-ci ait pris une teinte d'un violet rosé.

C'est d'après les mêmes considérations que nous
avons composé une poudre à laquelle nous avons donné
le nom de *poudre anti-odonlotithe* (ou contre le tartre). Ayant remarqué les bons effets du quinquina dans
ces sortes de préparations, mais ayant observé que ce
médicament avait le grave inconvénient de teindre les
dents en jaune, nous avons pensé qu'en le mélangeant
à d'autres substances, on pouvait neutraliser ce désa-
vantage, sans lui faire perdre de ses propriétés to-
niques. Le succès a couronné nos efforts. La poudre
anti-odonlotithe blanchit les dents, en s'opposant à la
formation du tartre, et en leur conservant leur poli

deux fois par semaine, d'une poudre ou
d'un opiat dont la composition doit être
telle qu'elle ne puisse nuire à l'émail des
dents; il faut bien craindre surtout la per-
fide propriété de ces dentifrices qui blan-
chissent les dents au préjudice de leur
émail. Il ne faut d'ailleurs rien faire que ce
qu'exige la propreté; l'on doit être persuadé
que si les dents ne sont pas naturellement
blanches, on ne les rendra jamais telles
sans altérer leur texture.

Les personnes jalouses de conserver
leurs dents, devront éviter avec soin d'introduire dans les interstices de celles-ci,
des épingles au tout autre corps semblable; elles s'abstiendront aussi de couper
des fils, de rien tenir entre leurs dents;
elles craindront l'usage des fruits verds et

---

naturel; elle raffermit les gencives par son action to-
nique, les colore agréablement en rose, et donne à la
bouche une fraîcheur bien précieuse. Il faut, quand
on s'en sert, en mettre une petite quantité à part, et
ne pas introduire la brosse mouillée dans la boîte
qui la contient. Les mêmes substances forment un
opiat dont les propriétés sont les mêmes.

de toutes les substances acides. Elles évi-
teront de faire succéder à des alimens
très-chauds des boissons glacées, ce changement subit de température ayant toujours été regardé comme une cause de carie.

Elles devront avoir grand soin de se laver la bouche, si elles étaient affectées de
vomissemens. On doit aussi se livrer à cette
pratique pendant le cours des maladies
longues, et surtout de celles qui ont pour
siége l'estomac et les intestins ; bien entendu que ces soins ne seraient pris qu'a-
près avoir obtenu l'aveu du médecin.

Lorsque tous ces soins auront été négli-
gés, et que les dents seront recouvertes de
tartre, il faudra se faire nettoyer la bouche
par un dentiste. Si l'on se dispense de ce
soin, l'accumulation de cette substance
parasite pourra être portée à un tel point,
que les dents seront chassées de leurs alvéoles, les gencives en seront constamment irritées, des ulcérations pourront en
être le résultat, de même que la carie des
dents, ainsi que celle des bords alvéolaires, comme nous avons eu plusieurs

fois occasion de le voir dans les hôpitaux auxquels nous avons été attaché.

Lorsque les dents sont trop chargées de tartre, on ne devra pas en faire enlever la totalité dans une seule séance, surtout pendant l'hiver. Il est plus prudent de faire l'opération en plusieurs reprises, ayant soin de laisser quelques jours d'intervalle. Par-là on évite que les dents, habituées pour ainsi dire à cette enveloppe, n'éprouvent de son absence subite une trop grande sensibilité, qui pourrait être la cause de douleurs fort vives.

Lorsque par suite de l'accumulation du tartre, les dents auront été déchaussées, et que d'ailleurs, par les progrès de l'âge, elles auront augmenté de longueur, il faudra les faire diminuer, soit à l'aide de la lime, soit à l'aide de la scie. Cette pratique, en rendant moindre la longueur des leviers qu'elles représentent, fera qu'elles seront bien moins exposées aux efforts mutuels des deux mâchoires. Enfin, on devra, pour rendre autant que possible aux dents la solidité quelles auront perdue, on devra, disons-nous, faire placer des ligatures en soie, en or ou en platine.

Indépendamment des soins que l'on doit aux dents, il en est encore que nécessite le mauvais état des gencives. Quand on a pendant long-temps négligé ses dents, et que le tartre s'est accumulé en grande quantité, ou quand, par toute autre cause, les gencives sont devenues molles, gonflées, facilement saignantes, d'une teinte violette, quelquefois offrant de petites ulcérations, il est convenable de faire pratiquer quelques légères mouchetures avec la pointe d'une lancette, puis de faire usage de lotions fréquemment répétées ; avec de l'eau dans laquelle on aura mis quelques gouttes d'une liqueur spiritueuse. Dans ce cas, il faut avoir soin de se servir d'une brosse douce, afin de ménager les festons formés par les gencives.

La carie est, sans contredit, l'affection la plus fréquente et la plus redoutable pour les dents; aussi importe-t-il beaucoup de la prévenir, ou de borner ses progrès par les moyens appropriés. Le premier symptôme que l'on observe quand une dent commence à se carier, est une petite tache noire, qui bien souvent a son siége au point de contact de deux dents voisines ; ce qui nous fait penser que la pression latérale qu'exercent souvent l'une sur l'autre deux dents voisines, peut être fréquemment la cause de leur carie. Dans ce cas, il faut s'empresser de faire séparer ces dents, et de faire enlever tout ce qui est carié; soit avec la lime, soit avec le burin, afin de ménager le plus possible la partie antérieure de la dent. Ces moyens suffisent bien souvent pour arrêter les progrès du mal.

D'autres fois, la carie débute à la partie supérieure de la couronne des molaires, par un point noir, qui bientôt est transformé en un trou. Dans cet état la dent est sensible au contact de la chaleur et à celui du froid, et si quelque portion d'alimens pénètre dans cette cavité, et qu'une pression soit exercée sur ce point, il en résulte des douleurs très-vives, si la carie a fait des progrès notables. Dans ce cas, il faut s'empresser de faire néttoyer la petite ca-

vité avec beaucoup de soin ; et si elle est
disposée convenablement, il ne faut point
hésiter à la faire plomber. Par ce moyen,
on pourra conserver une dent bien des années. Le succès de l'opération sera d'ailleurs d'autant plus certain, qu'on y aura
plutôt eu recours, et que les douleurs seront moindres. Cependant, lorsque la cavité est peu profonde, la présence des
douleurs n'est point une circonstance qui
doive absolument s'opposer à l'opération
du plomber ; quelquefois, malgré qu'elles
existent, l'opération réussit également bien,
comme le fait suivant le prouve.

M. T***, étudiant en médecine, était
en proie, depuis assez long-temps, à des
douleurs occasionnées par la carie de la
première grosse molaire du côté gauche de
la mâchoire inférieure. La dent était douloureuse lors de la mastication. De nou-
velles douleurs ayant reparu, il vint nous
demander de le délivrer de la cause de
celles-ci. Ayant remarqué que la carie
était peu profonde, et que les douleurs
n'augmentaient pas par le toucher d'une

sonde, nous conçûmes l'espoir de la conserver. Nous la nettoyâmes avec soin; et après l'avoir cautérisée, nous la plombâmes; depuis ce temps, les douleurs disparurent pour ne plus revenir.

Mais, dans des cas semblables, on ne doit pas toujours espérer un succès aussi complet; et dans pareille occurence, il est prudent de prévenir le client de ce qu'on peut raisonnablement espérer ou craindre.

Lorsque la cavité pratiquée par la carie ne permet pas, par sa disposition, que du plomb y puisse être contenu; lorsque la lime et le burin ne peuvent enlever tout ce qui est malade, et qu'une cause s'oppose à l'extraction d'une dent, il faut avoir recours, pour calmer les douleurs, soit à l'usage des essences, soit à celui de la cautérisation; ce dernier moyen surtout est souvent couronné d'un succès complet, lorsque la dent malade siége à la mâchoire supérieure, et que, par cela même, les corps étrangers qui pourraient s'y introduire, ne peuvent que difficilement y séjourner, et hâter les progrès de la maladie.

L'observation suivánte est bien propre à justifier notre assertion :

M. le docteur F*** était affecté, depuis plusieurs jours, de douleurs très-vives, ayant pour siége la première petite molaire du côté droit de la mâchoire supérieure. La carie était latérale; la dent avait déjà été limée. Nous essayâmes de la plomber, mais en vain, à cause du trop grand évasement qu'offrait l'orifice de la carie; ne pouvant réussir à fixer le plomb, nous cautérisâmes la dent; depuis cette légère opération, les douleurs ont disparu.

L'usage des essences réussit mieux, au contraire, quand on les applique à la mâchoire inférieure; leur propre poids les forçant à pénétrer la substance de la dent malade.

Malgré les armes si puissantes que l'art offre contre la carie, bien souvent elle nous force de recourir à une opération des plus douloureuses; nous voulons parler de l'extraction.

Il est impossible d'exprimer la violence des douleurs qui la commandent quelquefois d'une manière si impérieuse. Elles seules peuvent déterminer certaines personnes à recourir au dentiste ; combien d'entre elles ne le font qu'après avoir souffert pendant long-temps, avoir permis à la carie de détruire la presque totalité de la couronne de la dent malade, et par cela même rendu l'opération bien plus difficile.

L'extraction des dents est sans doute, dans le plus grand nombre des cas, une opération facile, et qui n'exige que de l'adresse et la connaissance anatomique des parties sur lesquelles on opère. Cependant il n'en faut pas conclure qu'elle doive toujours être suivie de succès. Les variétés fréquentes qu'offre la nature dans la disposition des racines, peuvent être cause d'accidens dont bien injustement quelquefois on accuse le dentiste.

En effet, lorsque les racines sont très-écartées, comme on l'observe souvent pour les grosses molaires de la mâchoire supérieure, l'entrée de l'alvéole étant plus étroite que le diamètre de l'écartement de ces racines, il faut nécessairement ou que l'alvéole se rompe pour donner issue à la totalité de la dent, ou bien que les racines se fracturent ; alors la couronne de la dent cède seule à l'effort de l'instrument. D'autres fois, les racines contractent avec les alvéoles des adhérences telles, qu'il faut ou que les premières se fracturent, ou que les portions d'alvéoles qui leur sont adhérentes, soient entraînées avec elles.

Non moins grave est cette disposition anatomique dans laquelle se joignant par leurs extrémités, les racines laissent entre elles un vide toujours occupé par une portion des cloisons osseuses qui les séparent, disposition qui a fait donner à ces dents le nom de *dents barrées*.

Ces obstacles nous semblent assez grands pour que l'on ne permette pas à la carie de détruire la presque totalité de la couronne d'une dent malade. Les parois amincies de la cavité formée par elle ne peuvent plus, dans ce cas, soutenir l'effort de l'instrument. C'est pourquoi, lorsqu'une dent ne pourra être conservée, nous conseillons de ne point tarder un seul instant à la faire

extraire ; car alors on aura le plus de chan-
ces possibles en faveur de la réussite d'une
opération dont on ne peut souvent prévoir
les suites ; puisqu'il n'est pas toujours permis de distinguer les dispositions dans lesquelles les dents sont enclavées, ou seulement adhérentes. La disposition dans laquelle les racines sont divergentes est, au
contraire, assez facile à reconnaître à la
saillie alvéolaire correspondant à ces mêmes
racines.

Toutes les fois qu'une de ces dispositions pourra être reconnue, il sera d'un
homme sage de prévenir sur les accidens
qui pourraient survenir ; par-là, le prati-
cien met à couvert sa réputation, et n'a
point à craindre que son client se plaigne
de ce qu'on lui a cassé une dent par ma-
ladresse, puisqu'il l'aura prévenu sur ce
qui pourrait arriver. Il serait peut-être plus
sage encore, dans ces cas, de chercher à
détruire la sensibilité de la dent par tous
les moyens possibles, et de se refuser à
opérer. Quant à nous, sans nous laisser
guider par une timidité puérile, nous sui-

vrons souvent cette conduite, aimant mieux qu'un client dise de nous que nous n'avons pas voulu lui ôter une dent, que de lui entendre proclamer que nous la lui avons cassée.

Nous avons parlé des avantages d'une belle denture, des soins journaliers propres à conserver les dents, et des moyens à opposer à leurs diverses altérations; il nous reste à faire connaître les ingénieux procédés à l'aide desquels on répare leur perte.

Leur présence est si nécessaire aux grâces de la physionomie, à la netteté de la prononciation et à la mastication, que de tout de temps on a essayé de subvenir à leur perte.

L'absence d'une seule incisive, en permettant aux mouvemens de la langue d'être aperçus, change toute l'expression de la physionomie : plusieurs mots sont sifflés; la salive peut s'échapper et jaillir jusque sur les personnes auxquelles on parle. La perte de plusieurs dents rend la voix beaucoup moins sonore, la formation des sons plus difficile et beaucoup plus fatigante, comme pourraient l'attester les personnes que leur profession oblige à parler long-temps; enfin, la perte des molaires rend la mastication très-pénible, imparfaite; les joues alors s'enfoncent; des rides sillon-nent le visage.

De si importantes considérations ont dû dès long-temps fixer l'attention; aussi, de temps immémorial, s'est-on occupé de remplacer les dents perdues, plus encore par nécessité que par coquetterie; mais c'est surtout depuis quelques années que cet art a été porté à un degré de perfec-tion tel, qu'on n'aura plus à déplorer la perte d'une ou de plusieurs dents comme irréparable.

Bien des personnes cependant ont un grand éloignement pour l'usage des dents artificielles. Cet éloignement tient sans doute à ce qu'elles les croient susceptibles de si peu de solidité qu'elles sont exposées à tomber; à ce qu'elles supposent qu'elles peuvent changer de couleur; qu'elles dimi-nuent la solidité des dents qui leur servent de tuteurs ; qu'il est impossible de tromper l'œil le moins exercé, le moins prévenu ; que la pureté de l'haleine en est altérée.

Mais il est facile de réfuter toutes ces objections.

Il est vrai de dire que d'effrontés igno-rans se permettent d'exercer un art sur lequel ils n'ont aucune notion exacte, et que les travaux qu'ils entreprennent manquent de solidité, comme nous avons pu nous en convaincre chez une dame qui porte une petite incisive supérieure à pivot ; celle-ci est si peu solide, qu'elle tourne dans la racine qui la reçoit, de manière à présenter tantôt l'un de ses bords latéraux, d'autres fois sa face linguale. Cette dame, fatiguée de ce ridicule inconvénient, s'était vu forcée de renoncer à sa maudite dent, lorsqu'on nous l'amena. Nous lui en plaçâmes une autre, à pivot et à ressort, dont la solidité est telle, qu'il faut exercer des efforts très-grands pour pouvoir l'ôter.

Le moyen d'éviter de pareils inconvé-niens, est de s'adresser à l'homme instruit dont les connaissances en mécanique buccale mettront à l'abri de pareils accidens.

La crainte que les dents artificielles ne viennent à changer de nuance, doit s'évanouir, depuis que les progrès successifs de l'art ont amené l'usage des dents minérales.

Avant elles on se servait, pour remplacer les dents, de l'ivoire, de la dent du cheval marin, et des dents humaines ; mais la promptitude avec laquelle ces différentes substances changent de couleur, la facilité avec laquelle elles sont altérées par la salive, l'odeur insupportable qu'elles communiquent à l'haleine, doivent les faire rejeter dans presque tous les cas, et leur faire préférer les nombreux avantages des dents minérales.

Pour nous, nous faisons un usage presque exclusif de ces dernières. Comment ne pas leur accorder une préférence marquée, quand on considère leur supériorité ?

Celles que nous employons s'assortissent à toutes les nuances possibles des dents qui restent, et cela de manière que, sous ce rapport, l'œil le plus exercé y serait trompé.

Il est impossible de concevoir la crainte de les voir changer de couleur, puisque ni le feu ni les acides les plus concentrés ne leur font subir aucune altération ; leur dureté est si grande, que lorsqu'on est obligé, en les montant, d'en changer quelques-unes, elles résistent souvent à la puissance qui veut les briser. Il suffit, pour les entretenir, de leur accorder les soins qu'on donne à ses propres dents. Enfin leur durée est, pour ainsi dire, infinie, puisque dix années et plus de leur usage ne leur font éprouver aucun changement, et qu'une pièce artificielle de ce genre pourrait durer la vie entière, si les modifications que l'âge apporte dans la disposition anatomique des mâchoires, ne s'opposait à ce qu'une pièce, dont l'ajusté est parfait à vingt ans, le soit à cinquante, à cause de ces changemens de dimension et de structure que les funestes effets de l'âge font subir à tous nos organes. Ce que nous disons ici n'est applicable qu'à une pièce artificielle d'une grande étendue, de la totalité d'un ou des deux bords alvéolaires par exemple ; mais les personnes qui ne feraient usage que d'une ou de plusieurs dents isolées, nont point à craindre ces changemens.

Une cause d'éloignement pour l'usage des dents artificielles, est la c ainte qu'ont certaines personnes de se voir accusées d'un excès de coquetterie, ou bien encore une fausse honte qui leur fait redouter que l'on ne vienne à savoir qu'elles sont tributaires du dentiste.

Espérons que, mieux éclairées sur leurs vrais intérêts, elles feront taire d'aussi futiles considérations en faveur de l'utilité qu'elles retireront toujours de l'usage des dents artificielles, pour *le modus faciendi,* desquelles on aura observé avec soin les règles de l'art.

Elles doivent aussi être assurées que cette opération n'est point douloureuse : que plutôt que de nuire, les racines qu'elles possèdent encore serviront efficacement à consolider l'ouvrage, et qu'on se gardera bien de les ôter, comme quelques personnes le craignent.

Nous avouerons franchement que, lorsque depuis long-temps on est privé de quelques dents, si l'on a recours aux dents artificielles, la bouche est pendant quelque
temps surprise de se trouver en contact
avec ces corps étrangers; la langue, res-
serrée dans un espace plus étroit, fait
toutes sortes d'efforts pour les repousser;
la pression qu'ils exercent sur les gencives
détermine leur irritation, quelques fois une
douleur légère, un peu de fluxion. Fatigué
de ces petites tribulations, le client se dé-
sole, craint de ne pouvoir s'habituer à porter des dents artificielles; sa patience est
prête à fléchir... Cependant, les gencives
et tous les autres organes buccaux s'accou-
tument peu à peu à leur présence; la sensibilité diminue, l'espoir renaît, la mastication devient de jour en jour plus facile;
alors le client se réjouit de sa persévérance,
les rides de son visage s'effacent, la voix re-
devient sonore, la prononciation facile, la
salive est retenue dans de justes limites.
Tels sont les avantages surpassant de
beaucoup sans doute les légères tracasse-

ries que causent, dans le principe, les dents artificielles; telle est l'histoire des personnes qui ont recours à leur précieux usage.

Il importe de rassurer certaines personnes qui craignent qu'on ne puisse remplacer une, plusieurs dents ou le ratelier tout entier, sans que cette ruse innocente soit découverte.

Nous livrant avec zèle depuis plusieurs années à cette partie si précieuse de notre art, nous pouvons affirmer que nous sommes parvenus à des résultats si satisfaisans, que nous nous promettons non seulement de tromper les yeux les plus clairvoyans, mais encore de faire oublier à nos cliens eux-mêmes, qu'ils ont été obligés de recourir au dentiste.

Quelques personnes pourront croire qu'enflammé par l'amour de notre art, nous nous abusons nous-même dans nos espérances; mais pour les convaincre de la réalité de nos assertions, nous leur proposons de les mettre en rapport avec des personnes qui font usage de nos dents; elles verront alors que l'art du dentiste est pour ainsi dire sans bornes, et qu'il lui est donné de réparer du temps, le réparable outrage.

Si les dents artificielles sont précieuses pour favoriser la prononciation et la mastication, non moins grands sont les avantages que retirent de l'emploi des obturateurs, les personnes qui ont perdu une portion de la voûte palatine ou du voile du palais; ces objets, autrefois d'un usage si pénible, ont acquis, par les progrès successifs de l'art, une précision telle, qu'ils peuvent rétablir d'une manière parfaite la mastication, la déglutition, et tous les phénomènes de la voix.

Nous terminerons ici cette faible esquisse, trop heureux si nous pouvons réussir à atteindre le but que nous nous sommes proposé en combattant l'indifférence, le préjugé et l'ignorance, ces implacables ennemis des dents, et en contribuant à répandre quelques vérités utiles.

FIN.